DE

LA CASTRATION

DES CHEVAUX.

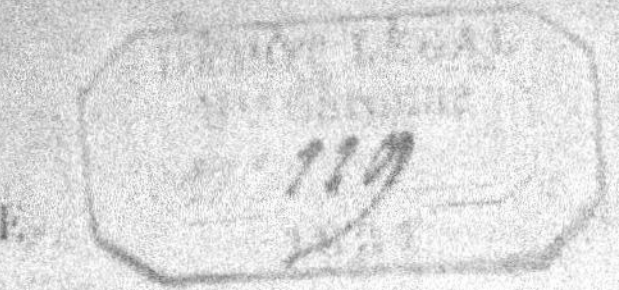

DE

LA CASTRATION

DES CHEVAUX,

PAR

M. J. LACOSTE,

Vétérinaire principal, membre titulaire de la Société vétérinaire du Calvados et de la Manche, de la Société nationale d'agriculture de Caen, de la Société d'agriculture, d'archéologie et d'histoire naturelle de la Manche, membre correspondant de la Société nationale et centrale vétérinaire de Paris, de la Société vétérinaire du Finistère, de la Société vétérinaire des départements de l'Ouest, etc., etc.

MÉMOIRE

QUI A OBTENU LE 1er PRIX AU CONCOURS OUVERT SUR CETTE QUESTION, EN 1848, PAR LA SOCIÉTÉ NATIONALE ET CENTRALE DE MÉDECINE VÉTÉRINAIRE.

TOULOUSE,

IMPRIMERIE DE A. CHAUVIN ET COMP.,

RUE MIREPOIX, 3.

—

1851.

DE

LA CASTRATION

DES CHEVAUX.

QUESTION

POSÉE PAR LA SOCIÉTÉ NATIONALE ET CENTRALE DE MÉDECINE VÉTÉRINAIRE.

« Faire connaître les modifications que la castration, » quels que soient la méthode et les procédés employés, » apporte dans le développement, la conformation, la » force, la vigueur et le caractère du cheval, selon qu'elle » est pratiquée à une époque plus rapprochée ou plus » éloignée de la naissance.

» Faire connaître aussi l'influence que cette opération, » suivant l'âge auquel elle est pratiquée, peut avoir sur » l'amélioration des races et sur les remontes de l'armée.

» Dire s'il est une méthode qu'il convienne de préférer » pour opérer la castration. — Dans l'affirmative, déve- » lopper toutes les raisons de cette préférence. — Décrire » le meilleur procédé opératoire suivant lequel on doit

» pratiquer cette méthode. — Indiquer les accidents pro-
» chains ou éloignés dont elle peut être suivie, leurs causes
» et les moyens d'y remédier. — La comparer, sous le
» rapport du nombre et de la gravité des accidents, aux
» autres méthodes ou procédés opératoires. »

INTRODUCTION.

Le cheval, du quatrième embranchement dans la division des animaux, appartient à l'ordre des pachydermes. Le cheval primitif, celui de la création, devait être bien différent, quant aux formes, de celui qui existe aujourd'hui, même à l'état sauvage. Rien dans la nature ne peut nous donner l'idée de ce qu'il était *originairement*, puisque cette espèce n'a plus, à l'état sauvage, de type auquel on puisse la rapporter ; car ceux que l'on trouve aujourd'hui dans cet état, loin de devoir leur existence à un type primitif, ne la doivent, au contraire, qu'à des chevaux domestiques abandonnés par l'homme dans les pampas de l'Amérique où cet animal n'existait pas lors de la découverte de ce continent, ou dans les steppes de la Tartarie.

Ceux-là même, dont l'origine sauvage date à peine de trois siècles, sont bien différents par les formes de ceux que l'homme *fait* aujourd'hui pour satisfaire le caprice ou la mode, et l'idée que l'on se fait de la beauté de cet animal ferait trouver fort laids les chevaux sauvages à petite taille, à tête grosse et très-forte, à éminences osseuses très-prononcées, à ventre volumineux, à membres grêles et secs.

Mais, tel qu'il est à présent à l'état domestique, le cheval, lorsqu'il conserve tous ses organes, est tellement beau, tellement fier, si agréable à voir, qu'il est fâcheux que quelques services spéciaux, et même l'amélioration de l'espèce, exigent impérieusement de recourir à la castration de cet animal.

Et pourtant de nos jours, cette opération n'est pas en usage dans quelques contrées du globe, dans celles surtout qui sembleraient par le climat et par la température élevée dont elles jouissent, avoir moins besoin, pour conserver à leurs chevaux cette fierté naturelle, ce semblant d'énergie que donnent à ces animaux autant le climat que la faculté de se reproduire, du maintien de cette faculté.

L'Espagne, l'Afrique et la majeure partie de l'Asie sont dans ce cas, et les services divers, celui de l'armée surtout, se font sans trop d'inconvénients avec des chevaux entiers.

Mais ces chevaux entiers, si dociles, en général, dans ces pays chauds, semblent au contraire devenir difficiles et même méchants, à mesure que l'on avance dans les contrées tempérées ou froides.

A quoi doit-on attribuer cette différence dans le caractère de ces chevaux entiers ?

C'est, sans nul doute, aux divers modes d'élevage et d'éducation. L'Arabe, sous la tente, qui regarde son cheval plutôt comme un compagnon, comme un ami, que comme une machine destinée à l'aider dans ses travaux, ou comme une marchandise d'une valeur quelconque, vit avec lui, pour ainsi dire, en famille; par ses soins affectueux, ses caresses continuelles, il lui fait subir les influences sympathiques des habitudes, en augmentant l'intelligence qu'on ne peut refuser à cet animal, au point de le faire obéir au moindre appel, comme le ferait le chien le plus soumis.

Tandis que, dans les pays civilisés de l'Europe, où tout

est calcul, le cheval, qui partage cependant avec l'homme et ses travaux et sa gloire, n'étant estimé que par la valeur des services qu'il rend et des revenus qu'il rapporte, subit, par les mauvais traitements qu'il endure, des influences toutes contraires. Il craint l'homme contre lequel il se défend sans cesse, et il finit souvent par devenir méchant. Dans cet état, la castration, à laquelle on recourt souvent, modifie le caractère de l'animal qui devient alors, le plus souvent, docile et caressant.

La pratique de la castration est fort ancienne, car dans l'antiquité, non-seulement on savait la pratiquer sur les mâles, mais aussi sur les femelles de plusieurs animaux domestiques.

Le cheval dut, à cause de la difficulté que l'on rencontrait à l'employer, surtout au service de la selle, subir cette opération presque aussitôt qu'il fut rendu domestique, et cette habitude de l'émasculation, souvent indispensable pour rendre cet animal docile, s'est propagée, de siècle en siècle, jusqu'à nous.

Maintenant, en France au moins, tous les services particuliers, soit à la selle soit à la voiture, et le service de l'armée, se font au moyen de chevaux hongres, et il n'y a plus que quelques services publics, tels que les postes, les diligences, les roulages, etc., qui se servent encore de chevaux entiers, que d'anciens préjugés leur font conserver en cet état.

PREMIÈRE PARTIE.

CHAPITRE PREMIER.

Modifications que la castration apporte dans le développement et la conformation des chevaux.

Cette opération n'apporte pas de modifications appréciables dans le *développement* des chevaux.

Deux chevaux de même espèce, du même âge, de même stature, également bien traités sous le rapport de la nourriture, du travail, des abris ; placés enfin, sous tous les rapports, dans les mêmes conditions, l'un châtré à l'âge de six mois, je suppose, c'est-à-dire aussitôt que cette opération est possible, et l'autre resté entier, auront pris, à quatre ans, le même développement l'un et l'autre. Et s'il y avait quelque légère différence entre eux, soit en faveur du cheval resté entier, soit en faveur de celui qui avait été châtré, il faudrait bien plutôt l'attribuer à l'influence des ascendants de ces animaux, qu'à l'état entier ou hongre de chacun d'eux.

Les preuves à l'appui de ce que j'avance sont nombreuses dans bien des contrées ; mais c'est surtout en Basse-Normandie qu'elles abondent. Là, on trouve chez le plus grand nombre des cultivateurs, côte à côte dans la même écurie, des chevaux du même âge et presque toujours de la même race, dont les uns sont restés entiers et les autres ont été coupés à six mois, à un an, à dix-huit mois ou deux ans. Ces chevaux étant soumis aux mêmes conditions d'élevage, prennent un développement tellement identique, qu'à quatre ou cinq ans, ils ont absolument la même taille, la même ampleur, mais non les mêmes *formes*.

Cette question si évidente n'a donc besoin d'aucun développement, puisqu'elle peut être résolue par tout le monde; il suffit, pour cela, d'entrer dans une des écuries d'une ferme de la Basse-Normandie.

Physiologiquement parlant, l'on sait d'ailleurs que l'enlèvement des organes testiculaires ne produit d'effet que sur certaines parties du corps. Il diminue dans certains animaux l'intensité de la voix; il arrête dans d'autres la pousse, outre mesure, des dents canines, des ergots, etc.; mais, dans aucun cas, il n'empêche la croissance ni le développement du corps, comme nous en fournissent la preuve les bœufs qui, quoique châtrés à la mamelle, sont généralement plus grands et plus volumineux que les taureaux de la même race.

Si le développement des chevaux ne reçoit aucune influence par la castration, il n'en est pas de même de la conformation, qui subit, par cette opération, des modifications sensibles, selon l'âge auquel les chevaux ont été opérés.

Le poulain châtré à la mamelle, à six mois par exemple, c'est-à-dire aussitôt que les testicules sont descendus dans les bourses, ne prend pas la conformation, surtout dans son avant-main, qu'il aurait eue s'il fût resté entier jusqu'à l'âge adulte. La conformation du cheval châtré jeune se rapproche beaucoup de celle de la jument: sa tête est plus sèche, plus osseuse; son encolure est droite et mince, elle a quelquefois le *coup de hache*; le garrot est saillant, le dos et les reins sont moins larges.

Si le poulain n'est châtré qu'à l'âge d'un an, et même à l'âge de dix-huit mois, l'influence de cette opération est encore à peu près la même que chez celui qui a été châtré à six mois; seulement l'encolure est un peu moins grêle.

Si le poulain n'est châtré qu'à deux ans, l'influence de cette opération n'est plus si sensible; la tête reste plus musculeuse, l'encolure plus forte, mais encore droite, et le garrot plus gras, plus empâté, quoique saillant.

A trois ans, pour la plupart des races au moins, le poulain ayant pris les formes du cheval adulte, ces formes, après la castration faite à cet âge, ne sont changées que dans l'encolure et le garrot, dont la première éprouve une légère dépression musculaire et le second devient moins empâté et par conséquent plus saillant

A quatre ans et au-dessus, quand les animaux ont pris à peu près leur complet développement, la castration pratiquée alors ne produit plus qu'un changement dans la direction de l'encolure, qui, de rouée qu'elle était avant l'opération, devient, encore à cet âge, plus droite et moins matérielle.

Quelques personnes pensent que, si la castration pratiquée sur de jeunes chevaux arrête le développement du train antérieur, elle augmente au contraire celui du train postérieur. Je ne suis pas de cet avis; car, si le train postérieur ne diminue pas comme l'antérieur d'une manière notable, il est bien certain qu'il n'augmente pas non plus et qu'il reste au moins dans l'état où il serait arrivé sans cette opération.

Un fait plus certain, c'est que la castration arrête, en partie, le développement du train antérieur, qui conserve, à peu de chose près, les formes qu'il avait au moment de la castration; cet arrêt se fait toujours au détriment des muscles de ces parties qui deviennent plus denses et plus serrés.

Ce changement, qui s'opère dans les formes de l'animal, doit être pris en grande considération avant d'émasculer un poulain ; on doit aussi considérer la race à laquelle il appartient, et le service auquel on destine l'animal. C'est ainsi que, dans les races légères, lorsque l'avant-main n'est pas assez développé, à six mois, à un an, à dix-huit mois, à deux ans et même à trois ans, il faut attendre que cette partie se développe avant de faire cette opération.

Il en sera tout autrement pour les espèces communes, chez lesquelles la tête, l'encolure et les épaules sont trop développées ; on ne saurait alors trop se hâter de faire la castration, parce qu'en donnant aux animaux des formes plus gracieuses, on leur donne aussi plus de légèreté, plus de densité musculaire, plus de vitesse, plus de force, et par conséquent on les rend plus durs à la fatigue.

Il ne peut donc pas y avoir de règles rigoureusement fixes, sous le rapport de la conformation, dans la fixation de l'âge que doivent avoir les chevaux pour être châtrés, puisque cette opération doit être subordonnée à la conformation de chacun d'eux, à la race à laquelle ils appartiennent et au service auquel on les destine. Cependant, en général, je pense, que l'âge de deux à trois ans est le plus convenable.

CHAPITRE II.

Modifications que la castration apporte dans la force et la vigueur des chevaux.

L'influence qu'exerce la castration faite à un âge plus ou moins avancé sur la force et la vigueur de l'animal qui a été soumis à cette opération, est une question plus difficile à résoudre que la précédente. Cependant, étayé de l'opinion de quelques-uns de mes collègues, de celle d'un grand nombre de cultivateurs aussi intelligents qu'instruits, et surtout de celle de savants physiologistes, je vais essayer de la résoudre.

Lorsqu'en 1835, M. le ministre de la guerre donna l'ordre aux commandants des dépôts de remonte de ne plus acheter des chevaux entiers, l'une des principales objections que firent les cultivateurs contre la castration fut dictée par la croyance qu'ils avaient que les chevaux châtrés de jeune âge n'auraient plus la force de faire les travaux pénibles de la culture. Presque tous, par cette raison, hésitèrent d'abord à faire subir cette opération aux jeunes poulains.

Cependant, poussés à la castration de leurs chevaux par MM. les officiers acheteurs des dépôts de remonte, encouragés par les sociétés d'agriculture, et tentés surtout par l'appât de primes accordées, dans plusieurs départements, aux poulains opérés avant l'âge de deux ans, les éleveurs se décidèrent peu à peu à faire castrer au moins les poulains qu'ils jugeaient susceptibles de faire des chevaux de troupe.

N'ayant fait châtrer qu'une partie de leurs poulains, les

cultivateurs purent facilement juger, comparativement, de la force et de la vigueur des poulains hongres, avec celles de ceux qu'ils avaient laissés entiers. N'ayant reconnu aucune différence appréciable dans ces qualités, ils finirent peu à peu, par les faire à peu près tous castrer. Aujourd'hui, la plupart des grands fermiers n'ont plus, à deux ans, que des chevaux hongres. Les chevaux de trait et ceux qui, par leurs qualités, promettent de devenir des étalons, sont seuls exceptés pendant le jeune âge et ne sont émasculés qu'à leur quatrième année, lorsque les premiers peuvent faire des chevaux de trait pour la guerre et que les seconds n'ont pas été achetés par les haras.

Cette crainte des cultivateurs était tellement générale et leur paraissait si bien fondée que je dus étudier et suivre pendant plusieurs années les chevaux châtrés jeunes, pour m'assurer si réellement ils avaient moins de force que ceux du même âge qui étaient restés entiers. Mon opinion, qui se forma alors, et d'une manière conforme aux nombreux renseignements que j'avais pris auprès des cultivateurs, fut bien précise et bien nette : c'est qu'on ne remarquait aucune différence dans la force et la vigueur de ces animaux, soit qu'ils fussent entiers, soit qu'ils fussent hongres.

Si ces faits, dont on peut se convaincre journellement en Basse-Normandie, en entrant dans la première grande ferme venue, où l'on trouve toujours des termes de comparaison, ne suffisaient pas pour résoudre la question, je pourrais les appuyer d'une foule d'autres pris chez tous les maîtres de poste de l'est et du sud-ouest de la France. Là, tous les relais sont indistinctement formés de juments et de chevaux hongres de petite taille et de mince corpulence; et cependant, malgré les difficultés qu'offrent toujours les pays montagneux, et malgré l'insuffisance d'une nourriture toujours donnée avec parcimonie, ces chevaux chétifs font avec la malle-poste quatre lieues à l'heure ; ils vont par conséquent aussi vite dans ces montagnes, que peuvent le faire avec une abondante nourriture les chevaux entiers des relais de poste du nord et de l'ouest sur le terrain plat.

Il est juste de dire que les chevaux hongres des relais de poste du midi ont un avantage immense sur ceux entiers des relais du nord : c'est de rester complètement tranquilles après une course, de se reposer à l'aise et de manger leur ration sans inquiétude ni passion ; ce que l'on ne rencontre pas parmi les chevaux entiers qui, à cause de la fougue de leurs désirs, ne sont jamais tranquilles, se battent sans cesse, même après une longue course.

L'on trouverait enfin, chez nos voisins d'outre-Manche, de nouvelles preuves de la force et de la vigueur des chevaux hongres comparées à celles des chevaux entiers. C'est, à n'en pas douter, l'Angleterre qui est le pays du globe où les voitures publiques vont le plus vite, et cependant le service s'en fait exclusivement avec des chevaux hongres et des juments. Mais comme ici l'on pourrait objecter que ces animaux font relativement une durée de service moins grande que les chevaux entiers, je puis donner des preuves du contraire, en faisant voir de plus que les chevaux hongres du midi durent au moins aussi longtemps que les chevaux entiers des autres contrées de la France.

J'ai eu à soigner et à diriger pendant plusieurs années deux relais de poste composés de chevaux hongres et de juments. Lorsque je commençai à visiter ces animaux, quelques-uns avaient déjà de quinze à vingt ans, et faisaient le service depuis l'âge de trois à quatre ans, et cependant deux malles-postes passant ou repassant quatre fois par jour occupaient quotidiennement de seize à vingt chevaux sur vingt-cinq. Des diligences employaient le reste et forçaient souvent ces animaux à doubler le service, et pourtant, dans l'espace de cinq ans, il n'est mort dans l'un de ces établissements qu'un seul cheval, et trois dans l'autre.

J'ai vu, dans les pays où l'on a d'ordinaire des chevaux entiers pour le service des postes, plusieurs relais avoir des chevaux hongres qui faisaient le service tout aussi bien que les entiers et que les postillons préféraient pour les courses. Ces animaux, qui étaient moins souvent malades que les entiers, duraient aussi plus longtemps qu'eux.

Quant à savoir si la castration faite plus tard, lorsque les chevaux ont acquis tout leur développement, à l'âge de quatre ou de cinq ans par exemple, modifie leur force et leur vigueur, je pense encore que l'influence qu'elle peut faire éprouver est complètement nulle.

« Avant 1830, écrivait-on en 1845 (*Recueil de Méde-*
» *cine vétérinaire*, page 420), les foires de la Normandie
» étaient encombrées de chevaux qui avaient des caractè-
» res de ressemblance formant une race; les marchands
» de Paris achetaient aux foires principales de nombreux
» attelages parfaitement appareillés et qui avaient de la
» réputation, puisque le roi, les princes, les hauts digni-
» taires et fonctionnaires de l'Etat n'en possédaient pas
» d'autres..... Les chevaux de selle suffisaient aux remon-
» tes des gardes-du-corps, des régiments de la garde
» royale, et l'on se rappelle encore que plusieurs de ces
» régiments *étaient montés d'une manière remarquable.* »

Tout le monde sait qu'en effet la garde royale, les gardes-du-corps étaient mieux montés que nos troupes actuelles, et que, par conséquent, leurs chevaux étaient supérieurs à ceux que livre le commerce et à ceux qu'on a aujourd'hui dans l'armée.

Et cependant, ces chevaux, achetés, comme nous venons de le voir, en Normandie, dans la plaine de Caen, à un prix bien au-dessous de celui qu'on paie aujourd'hui les chevaux de troupe de la même arme, étaient castrés immédiatement après l'achat qui se faisait comme aujourd'hui, entre l'âge de quatre à sept ans, et envoyés, les casseaux encore *au derrière*, aux divers régiments auxquels ils étaient destinés. Ces animaux, toujours émasculés après l'âge de quatre ans, car les cultivateurs normands ne vendaient jamais à cette époque un seul cheval hongre, faisaient pourtant un excellent service, et duraient, en moyenne, de huit à neuf ans dans les corps. Les escortes que fournissaient ces chevaux, sous Louis XVIII surtout, escortes qui se faisaient toujours au galop, sont une preuve irrécusable de leur force et de leur vigueur.

Les chevaux du roi qui, tous, alors, étaient achetés entiers en Normandie et châtrés après l'achat, viennent encore appuyer l'opinion émise que la force et la vigueur sont les mêmes chez les chevaux hongres que chez ceux restés entiers, car ces chevaux de la cour, en traînant un poids énorme, faisaient cependant de cinq à six lieues à l'heure.

Enfin, une nouvelle preuve vient confirmer l'opinion que j'avance ; elle se trouve dans les *résultats statistiques de la mortalité en chevaux dans les régiments de cavalerie pendant l'année* 1845. La mortalité dans l'armée a été répartie ainsi qu'il suit :

Un sur 11, pour les chevaux du midi ;

Un sur 13, pour les chevaux normands ;

Un sur 15, pour les chevaux bretons.

Or, on sait que, dans le midi de la France, tous les

chevaux, sans exception, sont châtrés avant l'âge de deux ans; qu'en Normandie, une partie seulement, la moitié peut-être, sont coupés avant cet âge, et l'autre moitié, quelque temps avant la vente seulement, c'est-à-dire, après l'âge de quatre ans; tandis qu'en Bretagne on ne les émascule jamais qu'au moment de la vente et quelquefois même, dit-on, après cette vente.

Nous trouvons donc, selon les provenances, que les chevaux bretons, malgré la castration toujours tardive, sont ceux qui meurent le moins puisqu'ils occupent le n° 1; que les chevaux normands, dont la moitié n'est châtrée qu'après quatre ans, occupent le n° 2, et enfin que les chevaux du midi, qui tous sont hongrés avant l'âge de deux ans, ne sont placés qu'en troisième ligne.

Comparée aux diverses provenances de la France entière, la mortalité se classe ainsi : chevaux bretons n° 1; normands n° 4, et chevaux du midi n° 8 et dernier. C'est-à-dire, que la perte a été moins grande sur les chevaux bretons, que sur tous les autres chevaux, français ou étrangers, qui forment notre cavalerie.

Ainsi se trouve contredite par les faits, l'opinion des quelques personnes qui pensent que la castration faite tardivement énerve les chevaux qui l'ont subie et les rend moins robustes et d'une durée bien plus courte. Et pour plus d'évidence, à ces preuves générales, je puis joindre quelques exemples particuliers.

Je citerai d'abord les deux maîtres de poste dont j'ai parlé plus haut qui remontaient leurs écuries de chevaux de l'âge de trois ans et au-dessus; ils les faisaient châtrer immédiatement, et un mois à peine après cette opération, ces animaux commençaient le service de la poste qu'ils continuaient comme tous les autres; et, comme on l'a vu, ils n'étaient ni moins forts ni moins vigoureux que les chevaux entiers.

En 1832, lors de la suppression du dépôt d'étalons du Bec-Hellouin (Eure), je châtrai pour cause de réforme une quinzaine d'étalons de race normande et dont quelques-uns avaient plus de vingt ans (un, le *Glorieux*, en avait vingt-six), et tous ces animaux restés dans le pays firent un excellent service.

Quelque temps auparavant, j'avais châtré pour un meunier trois chevaux et un mulet. Ces animaux étaient hors d'âge et pouvaient avoir de douze à quinze ans; ils cessèrent à peine pendant une huitaine de jours de faire leur travail habituel, le service du bât, et ces animaux, que je vis pendant plusieurs années, n'ont pas discontinué de faire un excellent service; ni le propriétaire ni ses garçons ne se sont jamais aperçus qu'ils eussent, après l'opération, moins de force et de vigueur.

Depuis 1832, j'ai châtré, dans la province que j'habite aujourd'hui, beaucoup de bidets d'allure, de l'âge de six à dix ans, dont quelques-uns étaient méchants et d'autres atteints de sarcocèles; et ces animaux, dont beaucoup vivent encore aujourd'hui, sont aussi forts et aussi vigoureux, au dire de ceux qui n'ont pas cessé de les monter, qu'avant la castration.

En 1844, je châtrai un cheval de service du dépôt de remonte de Caen âgé de 11 ans. Ce cheval, opéré pendant le mois de janvier, sous une température de 8 degrés au-dessous de zéro, ne fut, après l'opération, arrêté que huit jours, et il fait encore aujourd'hui un travail très-pénible au trait. Cet animal ne paraît pas moins fort qu'avant la castration, car aujourd'hui, comme alors, il traîne facilement six mille pesant.

J'ai moi-même un cheval, âgé aujourd'hui de neuf ans, que j'ai châtré en 1843, à l'âge de quatre ans, qui est d'une force et d'une vigueur qu'il serait difficile de rencontrer chez un cheval entier.

Des expériences nombreuses faites, tant en France qu'à l'étranger, constatent enfin que les chevaux châtrés conservent la même force qu'avant la castration.

D'après tous les faits que je viens de citer et que je pourrais multiplier au besoin, il est bien évident que la castration, faite n'importe à quel âge, n'influe en rien sur la force et la vigueur des chevaux; qu'au contraire elle facilite l'élevage des jeunes animaux, qui se tarent moins d'ailleurs pendant les travaux pénibles, qui se reposent mieux après la fatigue et qui vivent plus longtemps.

Je pense donc que l'idée, malheureusement trop enracinée chez les maîtres de poste, les relayeurs de toute espèce, les rouliers, etc., que les chevaux entiers sont plus forts que les chevaux hongres, n'est qu'un préjugé qu'il faut, par tous les moyens possibles, faire disparaître comme s'opposant à l'amélioration générale de l'espèce chevaline.

CHAPITRE III.

Modifications qu'apporte la castration dans le caractère du cheval.

Si la castration n'apporte aucune modification dans la force et la vigueur du cheval qui l'a subie, il n'en est pas de même pour le caractère, qui éprouve à la suite de cette opération une influence salutaire, quel que soit l'âge de l'animal auquel on la pratique.

Le cheval, comme du reste tous les animaux, obéit à deux forces qui le font mouvoir: l'instinct et l'intelligence. On trouve la première de ces forces chez tous les animaux; mais la seconde, qui repose sur l'éducation, est plus ou moins puissante selon l'aptitude du cheval. Il est évident qu'en supprimant toute tendance à une passion quelconque, on augmente cette aptitude à apprendre; aussi les chevaux hongres sont-ils plus dociles et apprennent-ils par conséquent plus facilement que les chevaux entiers, qui, toujours distraits par la moindre des choses, ne se prêtent que peu à ce qu'on leur demande.

Je vois chaque jour, parmi le grand nombre de chevaux que je châtre, que la plupart sont difficiles, quelques-uns même dangereux à abattre, et il faut souvent prendre des précautions infinies pour éviter d'en être blessé; et cependant, ces mêmes chevaux, lorsqu'ils sont guéris de la castration, deviennent dociles, faciles à approcher et rendent les caresses qu'on leur prodigue.

Ne voit-on pas souvent des cultivateurs recourir à la castration pour quelques bidets d'allure dont ils ne peuvent pas *s'aider* tant ils sont méchants, et ces animaux devenir doux et soumis après cette opération.

En Basse-Normandie, on a l'habitude d'élever les chevaux au piquet. On entend par mettre les chevaux au piquet, les attacher sur une prairie artificielle, ordinairement en sainfoin, au moyen d'une longue corde fixée par un bout au licol du cheval, et par l'autre à terre, au moyen d'un piquet en bois ou en fer. La plupart des chevaux ainsi attachés dans les champs sont entiers; aussi, si près d'eux il passe des juments, ils se débattent tant qu'ils arrachent leurs piquets, fondent sur ces juments et occasionnent souvent ainsi de graves accidents. Si ces chevaux sont hongres, au contraire, ils voient avec indifférence passer à côté d'eux les juments ou les chevaux et ne bougent pas plus que s'ils n'avaient rien vu ; donc la castration a modifié en mieux le caractère.

Un étalon fut réformé, en 1832, au dépôt du Bec-Hellouin. Il était si méchant, si dangereux à approcher, que le palefrenier qui, cependant, le pansait depuis plusieurs années, eut par deux fois le bras cassé par cet animal. Je châtrai ce cheval, qui fut acheté par un propriétaire du pays, et qui s'en servit, au cabriolet, pendant plusieurs années, et il devint, après l'opération, aussi docile et caressant qu'il était méchant auparavant.

En janvier 1844, je châtrai le cheval de service du dépôt de remonte de Caen. Ce cheval, âgé de onze ans, et qui servait de *boute-entrain*, était très dangereux à approcher ; il avait déjà blessé plusieurs des cavaliers qui le pansaient, lorsque après en avoir *tué* un, il fut décidé qu'il serait châtré immédiatement. Ce cheval est encore aujourd'hui dans l'établissement, et tout le monde peut se convaincre, en l'approchant, en le caressant, qu'il est aussi docile que le cheval le plus tranquille du dépôt.

Que l'on parcoure, en Normandie, les foires, qui souvent se tiennent au milieu des champs ; que l'on pénètre au milieu des chevaux entiers, soigneusement séparés des juments, et même des chevaux hongres, et l'on devra s'estimer très-heureux si l'on en est quitte pour quelques contusions, car souvent on s'y fait casser un membre et quelquefois on y laisse la vie, tandis que, du côté des chevaux hongres, on ne court aucun danger d'être blessé.

Que de mal n'a-t-on pas d'ailleurs, lorsque, dans ces foires, on a acheté plusieurs de ces chevaux entiers, pour les conduire à destination ! Il faut des précautions infinies pour éviter d'être blessé, et souvent l'on est obligé de martyriser ces pauvres bêtes pour les empêcher de se faire de mal entre elles ou de blesser les conducteurs. Et cependant, à peine ces chevaux, si fougueux, si méchants et si dangereux à aborder, sont-ils châtrés et guéris de cette opération, qu'ils deviennent doux et faciles à conduire et peuvent être approchés sans aucun danger.

Si j'osais établir une comparaison, je parlerais des taureaux qui font la monte, et qui, arrivés à l'âge de quatre ou cinq ans, sont devenus très-dangereux et qu'on n'ose aborder à l'étable ou à l'herbage, qu'avec les plus grandes précautions. Les vachers même, qui les pansent journellement, ne les approchent qu'avec crainte et toujours avec des précautions; et cependant, ces animaux, châtrés à cet âge, deviennent des bœufs très-dociles et se laissent alors atteler, sans montrer la moindre méchanceté ni la moindre impatience.

CHAPITRE IV.

Influence de la castration sur l'amélioration des races chevalines.

La France possède certainement des chevaux en assez grand nombre pour suffire à tous ses besoins, si ces animaux avaient les qualités requises pour les divers services. Il est déplorable qu'avec les trois millions de chevaux qu'elle contient, il nous faille encore recourir à l'étranger pour fournir aux besoins du commerce, et même de l'armée, toutes les fois qu'un besoin exceptionnel se fait sentir.

Il serait temps de remédier à cet inconvénient, tellement grave, que chaque fois que nous avons à craindre la guerre il nous met à la merci de l'étranger. Jusqu'à présent, l'on ne s'est attaché qu'à faire des chevaux de luxe, en disant que ceux de qualité inférieure seraient propres à faire des chevaux de troupe. Partant de cette idée, on n'a cherché à produire qu'une amélioration *de luxe ;* mais, comme les chevaux mâles ou femelles de cette qualité sont rares en France, on n'est arrivé qu'à des résultats excessivement restreints, résultats qui n'ont jamais suffi pour faire progresser l'amélioration de l'espèce sur un assez grand nombre d'individus pour pouvoir améliorer en masse.

On ne s'est pas aperçu qu'avec ce système exclusif on faisait le contraire de ce qu'on aurait dû faire. Si l'on eût amélioré en masse toutes les races chevalines, soit par elles-mêmes, soit par des croisements, on aurait sans doute fait quelques beaux chevaux de moins, mais aussi sur la totalité on en aurait obtenu de meilleurs, qui, en quelques années, auraient suffi à tous les besoins du commerce et de l'armée, même en temps extraordinaire.

Puisque nous avons, en nombre, assez de chevaux pour suffire à tous les services, s'ils avaient les qualités qu'exigent ces services, il est tout simple et tout naturel que l'on doive chercher à leur donner les qualités qui leur manquent, et on arrivera à ce résultat : 1° par le choix relatif des étalons et des juments ; 2° par une meilleure et plus abondante nourriture.

Sans ces deux conditions, inutile de chercher à améliorer les races de chevaux, prises en masse. Tant que le cultivateur aura la latitude de faire saillir sa mauvaise jument par un cheval entier plus mauvais encore, il est évident qu'il n'obtiendra qu'un produit détestable ; et lorsqu'on aura remédié à ce grave inconvénient, on n'aura encore que des produits de petite taille, rabougris, si on ne leur donne pas, pendant le jeune âge, toute la nourriture indispensable à cet accroissement.

Ceci est si évident qu'il suffit de voir les belles races de chevaux dans une contrée pour pouvoir affirmer que l'agriculture y est en progrès. Que l'on visite la plaine de Caen, quelques cantons de la Haute-Vienne, les environs de Tarbes, etc., et l'on verra que l'agriculture est toujours en rapport avec l'amélioration de l'espèce chevaline; ou plutôt ces belles races ne se trouvent là que parce que l'agriculture y est portée à son plus haut point de prospérité.

Il ne faut pas non plus oublier que, pour améliorer par les croisements les races chevalines, l'origine, le régime et le climat des deux races ne doivent pas être trop disparates; et malheureusement, on a souvent oublié ou plutôt méconnu ces principes, en transportant, dans le Midi par exemple, sous un climat chaud et où l'agriculture est très-arriérée, des étalons normands de race et d'origine tout-à-fait différentes de la race qu'ils devaient améliorer et grandir. Et l'on n'a pas senti que, pour donner de la taille à une race, il ne suffisait pas de celle du père, ou plutôt que cette taille disproportionnée avec celle de la mère, devait produire des chevaux décousus, à côtes plates et courtes et à poitrine étroite.

C'est ce qui est arrivé à la race navarrine, que les grands et forts carrossiers normands qui sont au dépôt d'étalons de Tarbes ont perdu ou au moins détérioré et dont les débris que l'on rencontre encore ne se sont conservés à grand'peine que par quelques arabes auxquels ont eu recours de préférence les cultivateurs instruits, qui savent très-bien que la situation topographique de la contrée, la température élevée dont elle jouit, s'opposeront toujours à l'élévation de la taille ordinaire que ces deux conditions déterminent.

Ainsi, soit que l'on veuille améliorer par la race elle-même à laquelle on s'adresse, soit que l'on veuille arriver plus vite à ce résultat en croisant deux races entre elles, on ne doit pas perdre de vue qu'il doit exister un rapport intime entre cette amélioration et les progrès de l'agriculture; que l'on doit toujours faire choix de bons producteurs; que, lors des croisements, on ne doit point trop s'écarter de l'origine des deux races, du régime que suivaient les animaux, du climat qu'ils habitaient, et enfin qu'on doit éviter la consanguinité.

Ces principes rappelés, je vais tâcher de prouver que la castration générale des jeunes chevaux est une mesure indispensable pour l'amélioration en masse de l'espèce chevaline, et que l'on ne parviendra à changer l'aspect misérable de la population chevaline de la France, qu'en obligeant, par une loi, à castrer tous les chevaux, sans distinctions de races ni de services auxquels ils peuvent être propres, avant l'âge de deux ans ou au plus tard à cet âge. Mais avant, nous devons chercher à apprécier les circonstances principales auxquelles on peut attribuer la dépréciation de nos races chevalines.

Personne ne contestera que les bons étalons manquent en France; mais c'est surtout le nombre de ces animaux qui fait défaut; car ceux que nous possédons dans les haras, ceux approuvés ou simplement autorisés, peuvent, tout au plus, saillir soixante mille juments, dont la moitié à peine produit un poulain.

Cette pénurie d'étalons se fait surtout sentir dans les pays qui se livrent à l'élève des chevaux. Là, les juments doivent toujours avoir un produit chaque année; et le propriétaire, soit par insouciance, soit par ignorance, se sert pour faire saillir sa jument, faute d'en trouver de meilleurs à proximité, du premier cheval entier qui lui tombe sous la main.

La mesure prise dernièrement par M. le ministre de l'agriculture et du commerce, en formant une troisième classe d'étalons, les *étalons autorisés*, produirait de bons effets, si elle pouvait se généraliser; mais les propriétaires d'étalons n'y trouvant aucun bénéfice pécuniaire, dans la plupart des contrées, ne feront pas la moindre démarche, le moindre frais de déplacement, pour faire autoriser leurs chevaux; et d'ailleurs, ceux de ces animaux qu'on n'aura pas voulu autoriser n'en continueront pas moins à faire la monte.

Vers les centres principaux de la population chevaline, là où les chevaux sont le but presque principal de l'industrie agricole, comme, par exemple, dans les arrondissements de Caen (Cavados), de Tarbes (Hautes-Pyrénées), de Limoges (Haute-Vienne), on adoptera cette mesure, et l'on s'empressera sans doute de faire autoriser les chevaux dans l'espoir de les faire approuver plus tard, ou de les vendre mieux. Mais sur les points où l'industrie chevaline est annihilée par les avantages que produit l'élève d'autres animaux ou par toute autre industrie agricole, cette sage mesure ne produira aucun fruit. Et c'est cependant dans ces contrées, où le nombre des juments est quelquefois considérable, qu'il faudrait forcément appeler l'attention des cultivateurs sur l'amélioration de l'espèce chevaline.

En citant un exemple de l'incurie des cultivateurs pour l'amélioration de l'espèce chevaline, je me ferai peut-être mieux comprendre. Dans le département du Calvados, l'arrondissement de Vire possède plus de 15,000 juments qui toutes sont livrées à la reproduction. Pour la saillie de toutes ces juments, il n'y a dans tout l'arrondissement que quatre étalons nationaux en station au chef-lieu : un pareil nombre d'étalons approuvés se trouvent dispersés dans le reste de l'arrondissement. Les cultivateurs, qui ne peuvent en profiter, vu leur éloignement et leur rareté, conservent chez eux un cheval entier de race bretonne de la plus commune espèce, qui, tout en faisant le service de limonier, est chargé de la saillie des juments de la ferme. Les ascendants étant de qualité très-médiocre, les descendants sont nécessairement mal conformés, très-communs et ne sont guère propres qu'à porter des choux au marché ou à traîner une brouette.

Et cependant tous ces produits se vendent à la foire d'Etouvy, où quelques cultivateurs de la plaine de Caen choisissent les moins mauvais, et les marchands de la Picardie enlèvent ceux qui restent, lesquels l'un dans l'autre ne coûtent pas plus de 80 fr.

Cette observation peut être appliquée dans une foule d'autres localités, dans la Bretagne, les Ardennes, le midi de la France, etc. Et que faudrait-il, cependant, à tous ces pays qui renferment un nombre considérable de juments poulinières, pour les obliger à faire de bons élèves? Leur fournir de bons étalons et en assez grand nombre. Alors, pouvant espérer de bons produits qui se vendraient un prix assez élevé pour indemniser les éleveurs des sacrifices qu'ils feraient en achetant de meilleures juments, ils ne manqueraient pas de s'en procurer. Mais, tant qu'ils ne verront pas le moyen de faire saillir leurs juments par des étalons de bonne qualité, ils garderont les mauvaises qui ne leur rapportent pas grand'chose, il est vrai, mais aussi qui ne leur coûtent pas davantage et avec lesquelles ils font cependant leurs travaux aratoires.

L'incurie qu'apportent dans le choix des juments les cultivateurs des contrées où l'élève du cheval n'est qu'un accessoire très-minime de l'industrie agricole ne doit pas étonner quand on voit ceux du Cotentin dans la Manche, du Bessin dans le Calvados, pays où l'industrie chevaline est d'une très-grande importance, se servir, pour faire saillir leurs juments, du rebut de leurs élèves, rebut que les cultivateurs n'ont pas pu vendre aux foires de Saint-Côme, de Saint-Floxel ou de Bayeux, à cause des tares trop évidentes ou du cornage dont ils sont souvent atteints.

Il est vrai que l'administration des haras ne peut pas fournir assez d'étalons nationaux ou approuvés pour faire saillir le nombre immense de juments poulinières que la France possède. Mais il me semble que cette administration n'avait pas pour mission seulement de faire saillir les juments; elle devait encore s'occuper en masse de l'amélioration des chevaux, et provoquer des mesures de l'administration supérieure, qui certes ne les lui aurait pas refusées, pour arriver à ce résultat. Elle pouvait, en adoptant un système général de perfectionnement des races, rendre des services éminents et bien mériter de la patrie.

Mais, pour cela, il ne fallait pas rejeter, comme impropres à l'amélioration de races, tous les chevaux qui n'avaient pas pu faire preuve de vitesse sur les hippodromes. Il fallait, au contraire, admettre, faute de mieux, des étalons, non parfaits sans doute, mais toujours meilleurs que les ignobles chevaux entiers dont se servent les cultivateurs dans les neuf dixièmes des cas. Elle devait enfin s'occuper de l'amélioration générale des juments.

Il ne fallait pas, qu'au mépris des influences climatériques, topographiques et alimentaires, elle cherchât à grandir la taille de certaines races, avant d'avoir cherché à améliorer l'agriculture du pays où elle agissait, pour qu'elle pût lui fournir les éléments nécessaires à cette élévation obtenue seulement au détriment des autres qualités.

Elle aurait dû, enfin, ne pas laisser dans la même station, toujours les mêmes étalons, de manière à ce que, au moyen de la consanguinité, les défauts des ascendants, transmissibles surtout alors, ne s'augmentassent pas outre mesure.

Cette disette de bons étalons se fait aussi vivement sentir dans les pays où l'on se livre presqu'exclusivement à l'élève de la mule. Mais, dans ces contrées, avant de chercher à améliorer et augmenter la population chevaline, il faut ouvrir le débouché qui leur manque et qui est la condition vitale du succès ; car, si l'on se livre à l'élève du mulet, ce n'est nullement par caprice, puisque la jument livrée au baudet conçoit plus difficilement qu'avec le cheval, qu'elle est plus sujette à avorter et que le mulet périt souvent à la suite de l'hématurie, maladie quelquefois épizootique, sept à huit jours après la naissance; mais c'est que cet animal se vend très-facilement à l'âge de six mois ou plus tard, et à un prix souvent plus élevé que ne vaut le poulain à quatre ans.

D'ailleurs, l'élève des chevaux jusqu'à cet âge est impossible dans la majeure partie du midi de la France, où l'on se livre à l'élève du mulet. Le morcellement de la propriété, l'exiguité du logement, l'inutilité de ces animaux pour les travaux aratoires et le peu de fortunes rurales ne permettent pas de garder les poulains jusqu'à cet âge, parce que, se succédant chaque année, le nombre en deviendrait trop considérable pour pouvoir être logés et nourris.

Avant donc de penser à faire élever, dans le Midi, des chevaux à la place des mules, il faut d'abord établir un débouché qui offre au moins les mêmes chances de profits que l'élève du mulet. Dans cette intention, M. le ministre de la guerre avait pris, il y a quelques années, en faisant acheter les poulains à dix-huit mois, une mesure sage et vraiment nationale, mesure qui aurait produit un bien immense pour l'amélioration et la reproduction de l'espèce chevaline.

Ce qui a fait malheureusement tort à cette mesure bienveillante, c'est qu'on voulut la généraliser, en donnant à toute la France ce qui ne convenait qu'à une partie. Car, ce débouché si utile, si indispensable même, dans le Midi, où l'on ne sait véritablement que faire des poulains que l'on ne peut pas élever jusqu'à quatre ans, devenait nuisible en Normandie, en Bretagne et partout où l'agriculture, se servant de chevaux, a besoin de les acheter jeunes pour réaliser un bénéfice, lorsqu'elle les revend à quatre ou cinq ans.

Or donc, cette mesure si nationale n'a manqué que parce qu'on a voulu la généraliser. Les cultivateurs des contrées à qui elle nuisait, en renchérissant la marchandise, se sont récriés contre elle, et ces plaintes fondées servirent pour le moment la cause de l'administration des haras qui eut assez d'influence pour la faire rejeter.

Eh bien, en agissant ainsi, cette administration n'a vu que son intérêt du moment; car si elle eût réfléchi aux conséquences fâcheuses qu'elle produirait dans les pays dont je viens de parler, et dont l'effet a été de laisser la France sans chevaux au moment du danger, cette administration aurait pris à cœur d'appuyer, pour certains pays qui ne peuvent s'en passer, cette mesure pleine d'avenir, et à laquelle on sera forcé de revenir, si l'on veut obtenir ces chevaux de cavalerie légère, si beaux, si fringants, si maniables, qu'on ne trouve que dans le Midi.

Si l'Etat ne pouvait pas élever ces jeunes animaux (et dans tous les cas, je pense qu'il ne devrait pas le faire), soit à cause de l'embarras qu'ils occasionneraient, soit parce que cela élèverait trop le prix de revient, il pourrait, au moins, faire acheter ces animaux dans le Midi, les faire transporter dans les plaines de l'ouest et du nord de la France, où ils seraient vendus aux enchères.

Je doute que l'Etat perdît sur le prix d'achat et de transport; mais cela serait-il, que la somme serait si minime qu'elle ne pourrait pas entrer en compensation avec le bien que cette mesure produirait, d'abord dans le pays où elle serait mise à exécution, et par suite pour la nation en lui fournissant le nombre de chevaux dont elle aurait besoin dans tous les temps.

Cette mesure, d'ailleurs, aurait un double avantage, celui de fournir un débouché et celui d'offrir aux poulains, par l'émigration, à l'âge de six mois, dans des pays mieux cultivés, une nourriture plus abondante et plus substantielle, et de leur donner par conséquent cette ampleur qui leur manque généralement.

Car aujourd'hui, personne ne l'ignore, les poulains transportés de bonne heure, dans des pays éloignés de ceux qui les ont vus naître, nourris et traités en tout comme tous ceux de la contrée où ils se sont transportés, prennent un peu de la ressemblance des indigènes ; c'est ainsi que les chevaux du Poitou, élevés en Normandie, deviennent plus légers, moins communs qu'ils ne l'auraient été dans leur pays. Le cheval breton même, transporté jeune dans un pays plus chaud et plus sec, devient moins matériel et moins commun.

Grâce à cette mesure transitoire, que nous avons cru devoir proposer en passant, on pourrait donc espérer d'augmenter considérablement le nombre des naissances de poulains et celui de faire par l'émigration dans des pays plus riches, des chevaux plus étoffés, plus élevés en taille, et par conséquent d'obtenir en plus grand nombre de bons chevaux de cavalerie légère et même de ligne.

Mais cela ne saurait suffire. Maintenant que nous avons reconnu dans l'absence de bons étalons ou, ce qui revient au même, dans l'usage général de mauvais reproducteurs, la cause principale de l'état d'infériorité de nos races chevalines, c'est de ce côté que nous devons porter le remède. Or, c'est à cela que tend la mesure de castration générale que nous proposons, et qui aurait pour effet d'accroître suffisamment le nombre de bons étalons pour qu'ils puissent servir seuls à la saillie de près d'un million de juments poulinières que possède la France.

Mais, comme je l'ai déjà dit, il faut, pour arriver au but que je propose, que le gouvernement veuille prêter son concours à cette grande régénération, qui est une question d'économie politique assez importante pour que rien ne soit négligé pour la résoudre. Une loi doit donc intervenir; et elle forcera de faire castrer tous les chevaux à l'âge de deux ans au plus tard.

Je n'ignore pas qu'en ces temps de liberté, il sera bien difficile d'obtenir une pareille loi. On la dira arbitraire ; mais quelle est la loi qui ne l'est pas sous quelque point de vue ? Dans tous les cas, elle ne sera pas plus arbitraire que celle de l'expropriation pour cause d'utilité publique. C'est aussi au nom de l'utilité publique qu'on la demandera, car la *fabrication* des chevaux est au moins aussi nationale que la construction d'une route ou d'un canal.

J'ai démontré plus haut quelle importance l'on doit attacher au préjugé de bien des gens qui croient que les chevaux hongres ne sont pas susceptibles d'un aussi bon service que les entiers ; il est donc inutile de revenir là-dessus, parce que les faits que j'ai rapportés sont plus que suffisants pour combattre cette opinion.

L'âge que j'assigne ici pour faire la castration des chevaux est sans doute un peu prématuré, au moins pour certaines races, puisqu'il ne laisse pas à ces animaux le temps de compléter leurs formes ; mais je crois qu'il faut maintenir cette époque dans l'intérêt de l'amélioration, afin d'empêcher le mal produit par cette foule de mauvais étalons rouleurs ou autres qui font souvent la saillie à l'âge de deux ans.

Mais, dans tous les cas, avant de faire la castration, il faudra établir des commissions cantonales qui devront se rassembler au printemps. On obligera, pour la première année, tous les propriétaires de chevaux mâles, arrivant à la fin de leur deuxième année et au-dessus, à les conduire devant ces commissions, qui seront chargées de choisir et de désigner ceux qui, par leurs qualités, seront susceptibles de devenir de bons reproducteurs.

La première année, les commissions seront peut-être forcées d'agir par simple élimination des chevaux défectueux ; mais avant peu d'années le choix tombera sur l'élite de ces animaux améliorés, tant mâles que femelles.

De ce premier choix, d'ailleurs, il résultera nécessairement une légère amélioration qui, s'augmentant successivement chaque année, permettra aux commissions d'être plus difficiles pour les choix ultérieurs.

Tous les chevaux choisis par ces commissions seront seuls conservés entiers, tandis qu'on châtrera impitoyablement tous les autres, et cette opération devra se faire dans la quinzaine qui suivra la visite des commissions, afin d'éviter que ces animaux, plus ou moins médiocres ou mauvais, ne puissent saillir les juments.

On ne trouvera encore la deuxième année que des produits non-améliorés puisqu'ils seront nés avant la mise en vigueur du système ; aussi la commission sera-t-elle encore obligée d'agir par simple élimination des chevaux défectueux, comme pour la première année.

La troisième année, les produits provenant de l'élite des chevaux choisis la première fois, n'ayant encore qu'un an, le choix par les commissions se fera comme les deux premières années.

Mais la quatrième année, les commissions devant agir sur les poulains de deux ans, issus du premier choix, elles trouveront déjà des chevaux moins défectueux, et le choix sera beaucoup plus facile et beaucoup plus considérable.

La cinquième année, l'amélioration serait plus sensible, et l'on trouverait à choisir de meilleurs étalons. Cette amélioration, se continuant progressivement d'année en année, on aurait, avant dix ans, un nombre considérable de chevaux améliorés, qui, ayant une valeur plus grande que ceux qu'ils auraient remplacés, seraient mieux nourris et mieux soignés, et par conséquent s'amélioreraient chaque jour davantage.

Avec ce système, qui obligerait de châtrer tous les chevaux non désignés pour faire des reproducteurs, les éleveurs n'ayant plus à leur disposition ces ignobles chevaux entiers qu'ils ne conservent que parce que les tares dont ils sont atteints en ont empêché la vente ni cette foule d'étalons rouleurs plus mauvais encore, ils seront bien forcés de s'adresser aux étalons choisis par les commissions.

Ce moyen d'amélioration par la castration générale devra être secondé par la défense, sous peine pécuniaire, de faire saillir ces chevaux avant qu'ils aient atteint l'âge de quatre ans, parce que le développement du cheval n'est complet qu'à cette époque, et que les chevaux de deux ans, que l'on livre à la reproduction, et cela même dans les pays où l'industrie chevaline est considérable, ne peuvent qu'énerver et abâtardir la race.

C'est à un semblable moyen, la castration générale, que les chevaux bretons durent, pendant le siècle dernier, leur immense réputation. Les Etats de Bretagne avaient imposé l'obligation de faire castrer tous les chevaux qu'une commission n'avait pas trouvés propres à faire de bons reproducteurs.

Mais comme la jument transmet bien plus certainement que l'étalon, les défauts et les qualités qu'elle possède, il faudra, par des encouragements, engager les cultivateurs à conserver les meilleures pouliches pour la reproduction. Les mêmes commissions pourraient être chargées du choix de ces juments, et l'on engagerait les propriétaires à les garder par des primes, ou par tout autre moyen.

Il faudra, enfin, que les étalons choisis soient distribués, de manière que les propriétaires de poulinières n'aient pas à faire un long trajet pour les envoyer à la monte ; car souvent l'occasion décide à faire saillir une jument qui ne l'aurait pas été sans cela.

C'est de ce système que l'on peut et que l'on doit attendre l'amélioration de l'espèce chevaline ; car avec ce moyen on agit partout à la fois, et on produit par conséquent un résultat proportionné aux moyens employés. On n'obtiendra certainement pas d'abord partout des produits de première qualité, parce que partout ne se seront pas rencontrés des juments et des étalons de premier choix ; mais on les obtiendra dans les localités où se trouvent les animaux réunissant les conditions voulues pour cette prospérité ; et dans celles de ces localités où aucune influence amélioratrice ne pouvait agir jusqu'à ce moment, on obtiendra par cette mesure de meilleurs résultats qu'avec le système actuel.

Si cette loi, qui obligera à la castration générale des jeunes chevaux, ne pouvait pas être obtenue, on pourrait, peut-être, en employant un autre moyen, arriver au même résultat. Ce serait de placer un impôt très-élevé sur tous les chevaux entiers au-dessus de deux ans qui ne seraient pas approuvés ou autorisés à faire la monte.

DEUXIÈME PARTIE.

CHAPITRE V.

De la meilleure méthode d'opérer la castration. — Description du procédé opératoire.

On pratique la castration des chevaux de diverses manières; mais le procédé le plus simple, le plus prompt et le plus facile à exécuter, celui, par conséquent, qui fait le moins souffrir l'animal que l'on opère, doit être préféré à tous les autres. C'est pour cela que la méthode de castration par les casseaux, à testicules couverts ou découverts, réunissant tous les avantages que je viens d'énumérer, nous paraît devoir être adoptée de préférence à toute autre.

Que la castration soit pratiquée à testicules couverts ou découverts, elle est également simple et facile; aussi, à ce point de vue, il n'y a pas de raison de recourir plutôt à un procédé qu'à l'autre.

Mais, sous d'autres rapports, la castration à testicules couverts offre quelques avantages qui la font préférer dans la pratique. Ainsi, elle permet à l'opérateur d'avoir toujours les mains sèches, ce qui est important, surtout lorsqu'on doit opérer un grand nombre de chevaux, pour pouvoir facilement serrer la ficelle qui fixe les casseaux; tandis qu'en opérant à testicules découverts, on a les mains toujours mouillées, et par le sang qui résulte des incisions, et par le liquide séreux qui coule de l'abdomen.

D'ailleurs, par le procédé à testicules couverts, l'opérateur, ne répandant pas de sang, laisse paraître, lorsque le muscle crémaster n'est pas trop prononcé, les organes testiculaires complètement blancs, ce qui plaît aux propriétaires, à qui il semble alors que les animaux souffrent moins. Cette méthode prévient encore les hernies intestinales et épiploïques; et elle est la seule praticable lors de hernies testiculaires, d'hydrocèles, et souvent même de sarcocèles.

L'opération de la castration, qui est très-douloureuse lorsqu'on la pratique, surtout au moment de la compression du cordon, ne doit pas faire souffrir bien longtemps l'animal qui la subit, puisque, en général, aucune fièvre de réaction n'est la conséquence de cette opération, que le cheval opéré mange et boit comme d'habitude et se couche souvent, malgré la présence des casseaux, comme avant d'être châtré. La conséquence de cette observation, c'est qu'il n'est besoin de faire subir au cheval à castrer aucune préparation hygiénique, et que, s'il y est habitué, il peut continuer son travail jusqu'au moment de l'opération.

L'expérience que j'ai acquise depuis plus de vingt années, celle de la plupart de mes confrères et des châtreurs adroits qui m'entourent, m'ont démontré l'inutilité, au moins, des précautions hygiéniques, avant comme après l'opération. C'est ainsi que le cheval, en quittant le travail des semences d'automne, qui l'a rendu plus ou moins maigre ou étique, tout comme en quittant l'engrais qui l'a retenu près de trois mois à l'écurie dont il sort obèse, peut être également castré sans la moindre préparation et sans qu'on ait à redouter d'accidents consécutifs.

Pour pratiquer la castration par les casseaux, l'opérateur doit se munir d'un bistouri convexe sur tranchant, d'une paire de ciseaux, de casseaux, de pinces à serrer ces casseaux et de ficelle.

En ce qui me regarde, ayant à faire un grand nombre de castrations chaque année, pour ne pas me charger d'instruments, j'ai suppléé aux ciseaux par un bistouri dont le tranchant est séparé par une sorte de cran en deux parties, dont l'une, celle de la base, sert à couper la ficelle, et l'autre, celle de la pointe, pour diviser les enveloppes testiculaires.

Les pinces ont environ 35 centimètres de long et forment, à la réunion des extrémités prenantes, un anneau qui embrasse exactement les casseaux lorsque les deux branches se touchent.

Les casseaux enfin sont en bois vert de noisetier, de chêne ou d'orme. Ils doivent avoir un diamètre proportionné à la grosseur du cordon testiculaire qu'ils doivent étreindre; ce diamètre est, en général, d'un centimètre et demi. Leur longueur est de 15 à 16 centimètres. Je n'emploie aucun corrosif pour opérer la mortification du testicule, la compression seule devant suffire pour cela.

Pour abattre l'animal, voici quel est le procédé que je suis. Je le place d'abord contre un mur où il s'appuie par le côté droit; à ce mur, se trouve solidement fixé, à 40 centimètres du sol, un anneau en fer, en face duquel est fait d'avance un bon lit de paille. Puis, commençant par fixer la plate-longe au pâturon du membre postérieur droit de l'animal, on en porte ensuite l'autre extrémité en suivant le côté droit jusqu'au poitrail qu'elle contourne en se dirigeant à gauche, et, remontant sur le garrot, elle va se croiser de dessous en dessus avec un pli de la même plate-longe que l'on tient précisément au-dessus de cette région. Après cela, avec un lacs fixé par une entrave au pâturon postérieur gauche, on prend ce membre en passant le lacs à l'anneau qui se trouve scellé au mur, et enfin, au moyen de deux anneaux munis, en guise d'entraves, de lanières de corde d'un demi-centimètre de diamètre et de cinquante centimètres de long et déjà passés dans le lacs, on fixe les membres antérieurs.

Alors, un homme, tenant le cheval par le bout de la longe du licol et un autre par la queue, tirant du côté opposé au mur, en excitant l'animal avec le fouet, on lui fait faire un mouvement qui suffit pour le renverser avec la plus grande facilité. Cela fait, l'extrémité de la plate-longe, qui est déjà autour de l'encolure, est passée dans le pâturon postérieur droit déjà pris par l'autre extrémité, et ramène en un instant ce membre sur l'épaule où on le fixe. Il faut, par ce procédé, deux hommes et deux minutes pour abattre et fixer un cheval et lui faire la castration.

L'animal ainsi disposé, l'opérateur prend de la main gauche le testicule gauche placé au-dessous de l'autre, et d'un coup de bistouri il incise le *scrotum* et le *dartos* seulement; alors, avec l'index de la main droite, il détache les adhérences, généralement très-lâches, qui existent entre le dartos et la membrane séro-fibreuse, et, en les ramenant vers la partie postérieure de l'organe, il les coupe d'un seul coup de bistouri; il place alors le casseau au-dessus de l'épididyme, en le portant d'arrière en avant; l'aide saisit avec les pinces l'extrémité antérieure de ce casseau, et il le serre jusqu'à ce que les deux branches se touchent; l'opérateur les fixe alors au moyen d'une ficelle. On suit la même manipulation pour le testicule droit, et l'on a terminé la castration par les casseaux à testicules couverts. On défait les entraves, et l'animal se relève.

Il arrive quelquefois que l'on est forcé d'opérer la castration à testicules découverts; ce cas, assez rare du reste, s'est présenté cependant dans ma pratique : c'est lorsque l'un des testicules, et quelquefois tous les deux, ont le cordon testiculaire tellement court que ces organes se trouvent fixés immédiatement contre les parois abdominales. Cet inconvénient, auquel se joint souvent la petitesse du testicule, rend, sinon impossible, du moins excessivement difficile, l'opération à testicules couverts, parce que l'organe échappant sans cesse à l'opérateur qui ne peut jamais le tirer assez pour pouvoir détruire les adhérences, il n'y a pas possibilité de placer le casseau. On est donc forcé d'inciser le crémaster pour pouvoir saisir l'organe nu et placer le casseau.

C'est surtout sur les jeunes poulains de six mois que l'on rencontre cette difficulté, due au peu de longueur du cordon testiculaire et aussi au petit volume de l'organe, ce qui rend l'opération difficile par tout autre procédé que par celui à testicules découverts.

Pour éviter que l'animal ne se tracasse à l'écurie, s'il y était remis immédiatement après l'opération, je le fais promener, si le temps le permet, deux à trois heures. Si le cheval est irritable ou en état d'embonpoint, une saignée de trois à quatre kilogrammes, selon l'âge et la force de l'opéré, peut être utile pour faire avorter la fièvre de réaction. Après cette promenade, le cheval est fortement bouchonné, s'il est en sueur, et on le place dans un coin de l'écurie pour que les autres chevaux ne puissent pas le tourmenter; il ne doit plus sortir qu'il ne soit complètement guéri. Depuis quelques années, j'ai pris le parti de ne plus faire faire, aux chevaux castrés, ces promenades quotidiennes, qu'on croyait devoir être indispensables pour leur guérison, m'étant aperçu que les petits domestiques chargés le plus souvent de ces promenades s'amusaient, jouaient et laissaient pendant ce temps les chevaux exposés au grand air, à la pluie, à la neige, qui devenaient des causes de maladies. D'ailleurs, ces promenades n'étaient ordonnées que pour prévenir ou diminuer l'engorgement qui vient à la suite de la castration, et j'ai remarqué qu'il n'était ni plus ni moins considérable, ou qu'il ne disparaissait pas plus vite, soit que les animaux fussent promenés, soit qu'ils ne sortissent pas de l'écurie.

Pendant les premiers jours qui suivent l'opération, pour éviter la péritonite qu'une nourriture trop échauffante pourrait provoquer, je fais supprimer l'avoine que l'on remplace par de la farine d'orge donnée en barbotage. Dans le reste de la ration il n'y a rien de changé : l'on donne comme d'habitude du foin et de la paille.

En général, au bout de sept à huit jours, on abat les testicules et l'on enlève les casseaux. Je les laisse tout ce temps, parce qu'il ne peut y avoir aucun inconvénient à attendre ce temps-là, ou même qu'ils tombent tout seuls; et qu'il peut au contraire y en avoir à les enlever trop tôt, à cause des hémorrhagies qui surviennent quelquefois, lorsque la compression n'a pas été bien faite, immédiatement après l'enlèvement des casseaux.

Dans le pays que j'habite aujourd'hui, le Calvados, la castration se fait, généralement, dans la saison la plus défavorable à toute opération importante. Les cultivateurs, qui occupent presque toute l'année leurs chevaux, ne cessent les travaux agricoles que pendant l'hiver, et ils profitent de ce moment pour les faire châtrer. C'est donc depuis le commencement de novembre jusqu'à la fin de mai que cette opération se fait, mais les mois de novembre et de décembre sont ceux où il y a le plus de chevaux à castrer.

CHAPITRE VI.

Accidents dont la castration peut être suivie ; leurs causes et les moyens d'y remédier.

Avec une saison si peu favorable, et surtout avec les privations, les fatigues et les intempéries atmosphériques que les animaux ont à subir pendant les semailles d'automne, l'on ne doit pas être surpris que des maladies se déclarent à la suite de la castration. Cependant, en dehors des accidents que j'appellerai *épizootiques*, accidents que je ferai connaître plus loin, l'on perd peu de chevaux des suites de cette opération, et encore ces accidents proviennent-ils souvent de causes spéciales que l'on pourrait presque toujours éviter.

Les accidents ordinaires qui sont la suite de la castration sont : l'hémorrhagie, la péritonite, le tétanos, les abcès de l'aine et les champignons.

1° Hémorrhagie. — Ce premier accident est la suite d'un défaut de compression, soit que les deux bouts du casseau n'aient pas été assez serrés, soit que les deux branches aient ployé de manière à former deux courbes entre lesquelles le cordon testiculaire a pu vivre. Cet accident se déclare aussitôt après la section du testicule et l'enlèvement du casseau, et quelquefois seulement plusieurs heures après. L'hémorrhagie est dans certains cas assez considérable pour faire craindre, aux personnes qui n'ont pas encore été témoins de cet accident, que l'animal ne meure par effusion de sang.

Traitement. — Parfois l'hémorrhagie s'arrête d'elle-même au bout de quelques heures; mais le plus souvent il faut recourir aux hémostatiques, qui peuvent être d'ailleurs, dans ce cas, d'une simplicité extrême. Il suffit d'appliquer sur le cordon testiculaire une forte éponge mouillée de parties égales d'eau froide et de vinaigre, et de la tenir quelques minutes pour arrêter le sang. Ce moyen simple vaut certainement mieux que la ligature du cordon, ligature que l'on ne peut faire qu'en abattant l'animal, et encore alors il n'est pas toujours facile de saisir le vaisseau qui s'est retiré jusqu'au fond de la plaie.

Il ne m'est arrivé qu'une seule fois de ne pas réussir à arrêter l'hémorrhagie par le moyen que j'indique. Je fus obligé d'abattre le cheval; mais, comme il s'était passé quelques heures en tentatives infructueuses, il ne me fut pas possible de faire la ligature de l'artère; je dus me contenter d'une compression que j'établis avec de l'amadou que je maintins au moyen de quelques points de suture. Ces points se déchirèrent peu d'heures après, l'hémorrhagie se déclara de nouveau, et il me fallut recommencer le tamponnement en le maintenant de la même manière.

Pendant les six jours qui suivirent la sortie des casseaux, l'hémorrhagie se renouvela dix fois, et chaque fois avec la même force. Mais alors les manœuvres employées pour arrêter cette hémorrhagie avaient déterminé un engorgement qui, en comprimant les vaisseaux, dut arrêter l'écoulement du sang, car il ne reparut plus. Des abcès purulents se développèrent dans cet engorgement qui s'étendait depuis le fourreau jusqu'au poitrail; ils guérirent facilement par les seuls soins de propreté.

2° La péritonite se déclare du deuxième au sixième jour après l'opération. Elle s'annonce souvent par un engorgement énorme du fourreau et des parties environnantes; d'autres fois, rien dans ces parties n'indique le développement de cette phlegmasie.

Le cheval, dans tous les cas, refuse de manger, il se tient au bout de sa longe, la tête basse, les quatre membres rapprochés, le dos voûté et ne cédant pas à la pression des doigts; la bouche est chaude, la respiration plus courte; le pouls est petit, à peine sensible; l'artère est dure et roulante. Plus tard, la respiration s'accélère, le pouls s'affaiblit, l'engorgement du fourreau et de l'abdomen augmente d'épaisseur et d'étendue, et l'animal refuse tous les aliments. Enfin, la respiration est de plus en plus agitée, le pouls a disparu et l'engorgement monte par le périnée jusqu'à l'anus; l'animal, qui ne s'est jamais couché pendant sa maladie, tombe et meurt peu de temps après.

Les causes de ce grave accident ne sont pas bien connues. L'animal n'est quelquefois pas sorti depuis l'opération, il n'a donc pas pu éprouver d'arrêts de transpiration. Les boissons sont toujours à la température de l'écurie, car partout, en basse Normandie, on a la bonne habitude d'avoir des auges dans les écuries, et elles sont remplies la veille pour le lendemain matin, et le matin pour le soir. Les aliments ne sont pas non plus une cause probable, puisque certains vétérinaires qui tiennent les chevaux castrés à une diète sévère en ont aussi d'atteints de péritonite. Les animaux qui ont beaucoup travaillé, qui ont souffert de ces travaux et de privations, n'y sont pas plus exposés que ceux qui ne font rien et qui ont été bien nourris. Cette affection, dont je n'ai eu qu'un seul cas sous la forme sporadique pendant ma longue pratique, s'est montrée une fois épizootiquement, comme on le verra plus loin, et a fait mourir quarante-deux chevaux dans l'espace de quelques jours.

Traitement. — Pour combattre cette phlegmasie, toujours très-grave, il faut se hâter d'agir, car elle marche vite vers son déclin, et le moindre retard a de dangereuses conséquences. Au premier symptôme de la maladie, on doit s'empresser de saigner le malade. Cette saignée doit être copieuse et recommencée quelques heures après. Le malade, placé dans un lieu chaud, sera tenu à une diète rigoureuse et couvert de plusieurs couvertures de laine. Dans les commencements de la maladie, quelques demi-lavements seront donnés pour faire évacuer les matières stercorales qui pourraient remplir l'intestin.

Si l'animal n'a pas éprouvé du mieux après la seconde saignée, on place des sétons animés au poitrail, sur les côtés de la poitrine, de l'abdomen et aux fesses, et on renouvelle la saignée. Si, quelques heures après, la maladie va toujours en s'aggravant, on saigne pour la quatrième fois dans les vingt-quatre heures, et l'on applique des sinapismes que l'on active ensuite avec de l'onguent vésicatoire. Tout semble alors fini, et si l'animal ne se réveille pas de son assoupissement, on devra le laisser mourir tranquille.

Il m'est arrivé cependant à cette époque de la maladie, lorsque le pouls se faisait encore sentir, que la respiration n'était point trop agitée, de recommencer la saignée, qui quelquefois sauve le malade. Alors le pouls se ranime, la respiration se ralentit un peu, l'animal peut boire l'eau blanchie, chaude, qu'on lui présente. Le mieux se continuant, le pouls devient très-sensible, la respiration se ralentit davantage, et le malade cherche à manger ; enfin, et quoique bien lentement, les symptômes disparaissent peu à peu, et il arrive à la convalescence que l'engorgement du fourreau et de l'abdomen a toujours le même volume; car cet engorgement ne commence à disparaître que lorsque l'animal est guéri ; alors il se dissipe sans aucun soin ni moyen curatif.

3° Tétanos. — Cette affection nerveuse qui se déclare quelquefois spontanément, mais qui le plus souvent est la suite d'une opération quelconque, se manifeste surtout après la castration. Elle se déclare, dans les cas ordinaires, du dix-huitième au trentième jour, rarement avant ou après.

L'animal qui est pris du tétanos a une habitude et un *facies* si extraordinaire, si spécial, que la personne qui en a vu un seul cas reconnaît la maladie dès les premiers symptômes, et cependant il lui est difficile de définir ces premiers symptômes. Ce sont les yeux qui d'abord dénoncent la maladie; ils sont plus brillants, et la sclérotique se montre plus que dans l'état ordinaire ; à peine alors peut-on s'apercevoir, non pas d'une tension musculaire de l'encolure, mais seulement d'une simple constriction de cette partie. Peu à peu la base de la queue se relève, les muscles de l'encolure d'abord, puis ceux des fesses, se tendent ; la bouche, qui s'ouvre encore, ne le fait qu'avec effort. Le corps clignotant, à la moindre impression que reçoit l'animal, sort de l'orbite et recouvre momentanément une partie du globe de l'œil ; l'animal conserve son appétit, la mastication est seulement plus difficile ; il se couche, se repose et se relève avec facilité.

La tension musculaire allant en augmentant, la queue se soulève davantage, la bouche se serre et le corps clignotant sort au moindre mouvement que fait l'animal ; celui-ci ne change plus de place qu'en se tournant tout d'une pièce.

Plus tard, la queue se tient constamment horizontale ; la bouche est à peu près fermée, et l'animal se défend, lorsqu'on cherche à la lui ouvrir ; les yeux sont presque toujours recouverts par la troisième paupière ; la tête est portée en avant, et suit presque la direction horizontale de l'encolure ; les muscles intercostaux se tendent, et par suite la respiration devient difficile, courte et accélérée ; le malade cherche encore à manger, mais il ne peut ni appréhender ni mâcher les aliments qui restent entiers dans la bouche ; comme s'il sentait l'impossibilité où il serait de se relever, il ne cherche pas à se coucher.

Enfin, la raideur devient tellement intense et générale, que le malade ne peut marcher que très-difficilement et droit devant lui, ne pouvant plus plier son corps ni à droite ni à gauche. La tête est presque en ligne droite avec l'encolure ; les yeux hagards sont agrandis par l'écartement excessif des paupières, et la sclérotique est toujours très-visible ; les oreilles sont droites et raides ; le menton et les lèvres sont durs ; les dents incisives se touchent sans pouvoir s'écarter ; la respiration est haletante.

Le malade, dans cet état, reste debout tant que les forces le lui permettent ; mais enfin, après vingt-quatre, trente-six, quelquefois quarante-huit heures et souvent même davantage, il tombe pour ne plus se relever. Cependant il vit encore dans cette position, souvent plus de vingt-quatre heures, en se débattant sans cesse, et il meurt enfin après une longue et cruelle agonie.

Les causes de cette maladie sont très-diverses, et souvent très-difficiles à déterminer. La castration est bien évidemment une de ces causes les plus actives ; et cependant, je pense que si d'autres circonstances déterminantes, actuelles, ne venaient pas agir, la maladie ne se développerait pas.

La constitution du sujet peut le disposer à cette névrose. Les arrêts de transpiration, lorsqu'on fait sortir pendant l'hiver le cheval d'une écurie chaude, mais surtout les mouvements brusques, saccadés auxquels il se livre en ruant à plusieurs reprises, lorsqu'il n'est pas sorti depuis plusieurs jours, les coups qu'il reçoit pour le contraindre à ce qu'il refuse d'exécuter, suffisent pour déterminer le tétanos, lorsqu'il est nouvellement châtré.

Une autre cause, que je ne signale ici qu'avec la plus grande réserve, et qui est cependant pour moi de la plus grande évidence, est une certaine influence atmosphérique passagère, qui agit sur les animaux castrés pour leur donner le tétanos ou la péritonite, comme elle agit à certaines époques pour déterminer, soit la peste, soit le choléra, la petite vérole, ou toute autre maladie semblable. Je ne fais ici que la signaler ; par la suite, j'aurai occasion d'y revenir.

Traitement. — Plus les maladies sont graves et difficiles à guérir, et plus on essaie de moyens curatifs. Le tétanos se trouve dans ce cas ; pour le combattre, on a essayé de tout, et chaque méthode a été préconisée par son inventeur. J'ai malheureusement eu l'occasion de voir tant de chevaux atteints du tétanos, que j'ai dû, moi aussi, faire de nombreux essais.

Ce qui m'a le mieux, ou plutôt ce qui m'a seul réussi, c'est l'emploi des sudorifiques. Je commence par une très-forte saignée de six à sept kilogrammes. Je fais ensuite placer le malade dans un lieu chaud, avec cinq à six couvertures de laine, qui le couvrent bien exactement de la tête à la queue; je lui fais envelopper les membres jusques au-dessus des genoux et des jarrets, avec du foin roulé, pour entretenir la chaleur dans ces parties. Provoquant alors la transpiration au moyen de bains de vapeurs émollients, donnés trois fois en vingt-quatre heures, je fais, après chaque bain, bouchonner avec soin le malade, de manière à le bien sécher. On le recouvre ensuite comme il était avant le bouchonnement.

Dès le commencement du traitement, on administre au malade l'opium brut malaxé avec du miel pour le réduire en opiat. L'on peut porter la dose de ce narcotique, selon la gravité de la maladie, jusqu'à soixante grammes par vingt-quatre heures, donnés en trois ou quatre fois. On donne des lavements émollients et aussi chauds que l'animal peut les supporter. Si cela est possible, on laisse le malade en liberté dans une écurie toujours très-chaude, comme je l'ai déjà dit.

Si ces moyens produisent un bon résultat, l'on remarque, après deux ou trois jours de traitement, que la maladie cesse de faire des progrès et qu'elle reste stationnaire pendant quelque temps; puis, les symptômes commencent à diminuer peu à peu, mais si lentement qu'il faut bien sept à huit jours pour que l'animal arrive à la convalescence. L'on peut alors supprimer, sans danger, toute espèce de traitement.

L'on voit encore bien longtemps ce *facies* particulier qui distingue les tétaniques; et quoique l'animal mange bien, travaille même, ces symptômes se font remarquer quelquefois encore pendant deux ou trois mois.

J'ai essayé, pendant l'hiver de 1847 à 1848, l'éthérisation, qui venait d'être conseillée contre cette maladie. Je ne sais si les appareils employés étaient trop imparfaits, mais je n'obtins que des résultats nuls sur une dizaine de chevaux. Il est probable qu'avec des appareils convenablement confectionnés, on produirait de bons effets; mais n'en ayant pas à ma disposition, je n'ai pu me convaincre de l'efficacité de ce moyen.

Dans tous les cas, l'on ne doit essayer de guérir cette maladie que lorsqu'elle se développe longtemps après la castration, et qu'elle marche lentement; car les chevaux, pris du tétanos sept à huit jours après cette opération, meurent si promptement, en quarante-huit heures au plus, que tout traitement devient inutile.

4° Engorgements de l'aine. —Ces engorgements ne se montrent que longtemps après l'opération de la castration. Alors qu'on croit l'animal guéri, on voit poindre à côté du fourreau, dans l'aine, tantôt d'un côté, tantôt de l'autre, très-rarement des deux côtés à la fois, un léger engorgement douloureux. Peu à peu cette tuméfaction augmente, et avec elle la douleur qui fait boiter l'animal : après avoir rempli toute l'aine, cet engorgement s'étend sur le fourreau, sous l'abdomen et au flanc du même côté, où il forme une exhubérance quelquefois considérable. Alors le malade ne marche qu'avec difficulté, ne s'appuie plus sur le membre engorgé; la douleur est très-vive, et le cheval se défend, lorsqu'on veut toucher la partie malade; il ne se couche plus; la cuisse et même la croupe s'atrophient en quelques jours et paraissent fort amaigries relativement au côté opposé.

La cause de cette affection est due à la trop grande promptitude avec laquelle les plaies résultant de la castration se sont cicatrisées extérieurement. Le pus, qui s'est trouvé renfermé dans ces parties, va se faire jour d'un autre côté.

Traitement. — Tout, dans le traitement, doit tendre à hâter la suppuration. Les émollients employés en quantité sont les seuls moyens curatifs que l'on doive mettre en usage. Aussitôt que l'abcès est formé, ce qui peut n'arriver qu'après trois ou quatre semaines, et ce qu'il est facile de reconnaître à la tension molle que l'on sent au centre de l'aine, on l'ouvre, et aussitôt l'animal se trouve soulagé, et guéri, le plus souvent alors, dans l'espace de sept à huit jours.

5° Les CHAMPIGNONS sont des excroissances squirrheuses plus ou moins considérables de l'extrémité inférieure du cordon testiculaire. Ils se forment du quinzième au vingtième jour; souvent ils sont si peu volumineux qu'on n'y fait seulement pas attention, et ils disparaissent seuls avec le temps, par simple suppuration; mais d'autres fois ils prennent un développement tel que l'on doit s'empresser de recourir à l'amputation.

Les causes tiennent le plus ordinairement au défaut de compression du casseau, qui laisse le cordon testiculaire se séparer d'avec les parties qui l'entourent.

Le *traitement* consiste tout simplement à enlever cette excroissance; mais tous les moyens pour cet enlèvement ne sont pas également bons. Lorsque le champignon n'est pas trop considérable, on l'excise au moyen d'une ficelle avec laquelle on forme le nœud de la saignée, et que l'on serre, lorsqu'elle est placée à la base du champignon, jusqu'à ce que celui-ci tombe. Souvent dans ce cas, une seule étreinte suffit pour le faire tomber, mais d'autres fois il faut y revenir à plusieurs reprises.

Si le champignon est assez volumineux pour que l'on ne puisse pas le couper avec la ficelle, il faut alors employer les casseaux. Ces casseaux doivent être proportionnés en longueur et en volume à la grosseur du champignon. On abat l'animal, on place le casseau aussi près de la base que possible, et on le serre jusqu'à faire, si cela se peut, toucher les deux branches de cet instrument. On coupe alors le champignon au-dessous du casseau, en ayant le soin d'en laisser un peu pour empêcher ce casseau de tomber immédiatement; le reste du champignon disparaît par la suppuration.

De cette manière, l'excroissance ne repousse plus; ce qui arrive toujours, au contraire, si on l'excise avec un instrument tranchant, et que l'on cautérise ensuite pour arrêter l'hémorrhagie. J'ai enlevé par les casseaux des champignons plus ou moins volumineux, mais un notamment du poids énorme de quatorze kilogrammes, et ce champignon, qui n'a plus repoussé, aurait certainement reparu, si j'avais employé tout autre procédé.

Dans tous les cas, le cheval, après cette opération, n'exige aucun soin particulier, et guérit assez promptement.

De la mortalité due a la castration. — La fréquence des accidents mortels de la castration, on le comprend, est liée, avant toute chose, à l'intensité d'action des diverses causes que nous avons signalées; nous n'avons pas besoin d'y revenir pour expliquer comment. En second lieu, il faut aussi tenir compte de la méthode de castration employée; toutes les méthodes, il est vrai, déterminent des accidents, mais non au même degré, et ceux-ci sont d'autant plus multipliés et plus graves que le procédé opératoire est plus douloureux à pratiquer. Ainsi l'écrasement, la cautérisation, le bistournage, etc., faisant davantage souffrir l'animal que l'opération par les casseaux, prédisposent beaucoup plus aux accidents que nous avons signalés.

En somme, le procédé de castration par les casseaux à testicules couverts, tel que je l'ai décrit, me paraît être celui qui entraîne à sa suite le moins de maladies; car, le nombre des pertes que j'ai éprouvées, si j'en excepte celles résultant des deux sortes d'épizooties survenues en 1838 et 1847, et dont je reparlerai, est si petit, que je puis, sans trop de présomption, attribuer ces pertes à un état particulier des animaux, ou à des causes tout-à-fait indépendantes de la castration. En effet, déduction faite de ces deux mortalités épizootiques, n'ayant que cinquante morts sur près de dix mille chevaux châtrés, soit 1/2 p. % de pertes, je puis raisonnablement admettre que, parmi ce grand nombre d'animaux, ont pu se trouver quelques chevaux prédisposés par une santé équivoque, par un mauvais régime antérieur, ou par toute autre cause étrangère aux suites naturelles de l'opération.

Au reste, pour qu'on puisse se rendre compte facilement du degré de la mortalité attribuable à la castration, j'ai rassemblé, dans le tableau ci-joint, des éléments de comparaison, recueillis pendant une période de vingt-quatre années. Dans les chiffres de ce tableau sont compris ceux qui proviennent des deux épizooties dont j'ai parlé.

Total des Castrations pratiquées pendant une période de 24 années (1824 à 1848).

ÉTAT DES ANIMAUX CASTRÉS.		de la naissance à 1 an.	de 1 à 2 ans.	de 2 à 3 ans.	de 3 à 4 ans.	de 4 à 5 ans.	de 5 à 6 ans.	de 6 à 7 ans.	de 7 à 8 ans.	de 8 à 9 ans	de 9 à 10 ans.	de 10 à 11 ans.	de 11 à 12 ans.	de 12 à 15 ans.	de 15 à 20 ans.	de 25 ans.	TOTAUX.
Chevaux sains.	Chevaux trotteurs. . .	190	2194	1308	3929	1496	332	127	92	57	2	6	5	6	8	1	9753
	Bidets d'allures. . . .	3	10	32	16	15	12	13	3	1	»	»	»	»	»	»	105
Chev. malades. — *Sarcocèles, hydrocèles.*		»	»	4	6	5	4	4	2	1	»	1	»	»	»	»	27
TOTAUX.		193	2204	1344	3951	1516	348	144	97	59	2	7	5	6	8	1	9885

Classement par saisons.	Janv.	Février	Mars.	Avril.	Mai.	Juin.	Juillet.	Août	Sept.	Octob.	Nov.	Déc	TOTAL
	856	932	694	892	1649	664	111	90	116	232	1494	2155	9885

Répartition des Chevaux morts des suites de la Castration sur ce total de 9885.

MALADIES.	PAR SAISONS.										PAR AGES.							PROPORTIONS SUR 1000.					
	Janvier.	Février.	Mars.	Avril.	Mai	Juin.	Juillet.	Novemb.	Décemb.	TOTAL.	de la naissance à 1 an.	de 1 à 2 ans.	de 2 à 3 ans.	de 3 à 4 ans.	de 4 à 5 ans.	de 5 à 25 ans.	TOTAL.	de la naissance à 1 an.	de 1 à 2 ans.	de 2 à 3 ans	de 3 à 4 ans.	de 4 à 5 ans.	du TOTAL.
Péritonite.	»	»	»	»	1	»	»	»	42	43	»	2	9	28	4	»	43	»	0.9	6.77	6.88	2.63	»
Tétanos.	4	6	5	4	11	1	1	6	43	81	4	34	10	25	8	»	81	20.72	15.42	7.44	6.35	5.27	»
TOTAUX. . .	4	6	5	4	12	1	1	6	85	124	4	36	19	53	12	»	124	20.72	16.32	14.21	13.23	7.90	12.53

L'on voit, d'après ce tableau, que l'opinion, partagée du reste par quelques vétérinaires distingués, mais qui n'ont pas eu le soin de noter judicieusement le résultat de leurs observations, que l'opinion, disons-nous, qui attribue aux jeunes chevaux le privilége d'être moins exposés à mourir des suites de la castration, est une erreur positive. Il est même remarquable que je n'ai pas perdu un seul cheval au-delà de l'âge de cinq ans, même pendant les deux mortalités de 1838 et de 1847, quoiqu'alors, comme à l'ordinaire, j'en aie eu à châtrer de tout âge.

CHAPITRE VII.

Accidents épizootiques pouvant survenir exceptionnellement à la suite de la castration.

Pour terminer cette histoire de la castration, je crois devoir maintenant dire quelques mots de ces deux mortalités extraordinaires véritablement épizootiques que j'ai éprouvées pendant ma pratique, à neuf ans d'intervalle, et auxquelles précédemment j'ai plusieurs fois fait allusion. Je rappellerai en même temps quelques accidents analogues qui se sont développés dans les mêmes circonstances.

Vers la fin de l'année 1838, du 5 novembre au 12 décembre suivant, j'avais châtré cent soixante-dix-sept chevaux de l'âge d'un an et demi jusqu'à cinq ans et demi, sans avoir éprouvé une seule perte, sans même avoir eu un seul cheval malade. Mais sur soixante-deux que je châtrai du 13 au 22 décembre inclus, quarante-six furent atteints de péritonite, sur lesquels quarante-deux moururent.

Cette phlegmasie se développait toujours du deuxième au quatrième jour au plus tard après la castration, et marchait si rapidement qu'en trente-six ou quarante-huit heures au plus les animaux étaient morts. La grande quantité de sang que je tirais aux malades et les révulsifs les plus énergiques ralentissaient à peine les progrès du mal.

Cette perte énorme de quarante-deux chevaux sur soixante-deux châtrés, m'effraya à ce point que je ne voulus plus faire cette opération que je cessai à partir du 23 décembre.

Je me creusais la tête pour trouver la cause d'une telle mortalité, et aucun indice ne me faisait seulement approcher de la vraisemblance. Les foins avaient été, il est vrai, assez mal récoltés pendant cette année, et souvent, malgré moi, je m'arrêtais à cette idée que cet aliment pouvait être la cause de cette mortalité ; mais alors pourquoi les cent soixante-dix-sept chevaux châtrés du 5 novembre au 12 décembre n'étaient-ils pas, eux aussi, non pas morts, mais même tombés malades ? Les mauvais soins, chez les cultivateurs, n'avaient pas pu non plus contribuer au développement de cette affection, car ces animaux recevaient les soins les plus minutieux et les plus assidus.

Ne trouvant pas les causes matérielles qui avaient pu déterminer de si graves accidents, je dus croire à une influence atmosphérique délétère, qui, dominant alors dans le pays, agissait mortellement sur les chevaux nouvellement châtrés; et ce qui me fortifia dans cette idée, c'est que, dans le même moment, la maladie aphteuse connue sous le nom vulgaire de *cocotte*, qu'on ne connaissait pas encore dans le pays, nous arrivait de l'est. Ce qui acheva de me convaincre qu'une influence atmosphérique délétère et passagère avait déterminé la péritonite, c'est qu'ayant recommencé à châtrer, le 15 janvier 1839, je ne perdis plus, durant toute l'année, que deux chevaux atteints du tétanos.

Comme on le voit, l'influence morbide dont je parle eut, à cette époque, une courte durée, puisque vingt jours après elle n'exerça plus d'action sur les chevaux châtrés alors, et qui cependant étaient soumis aux mêmes conditions de souffrances, de régime et de soins de toute espèce.

Ce n'est pas à moi seul, du reste, que pareil désastre est arrivé; plusieurs de mes collègues ont eu aussi à déplorer parfois des résultats analogues. Ainsi, au dépôt de remonte de Saint-Lô (Manche), pendant le printemps de 1831, plus de cent chevaux périrent du tétanos, à la suite de la castration. Cette opération, pratiquée avec si peu de succès par un vétérinaire jouissant dans l'armée d'une grande réputation, le força à quitter le dépôt. Son successeur, aujourd'hui vétérinaire principal, jouissant aussi d'une réputation méritée, perdit lui-même ensuite plus des trois quarts des chevaux qu'il châtra.

Ces deux praticiens, qui opéraient par le procédé à testicules découverts, cherchèrent partout les causes de cette mortalité insolite, et crurent l'avoir trouvée dans la proximité du cimetière de la ville, qui n'est séparé de l'établissement que par une route départementale. Mais ils étaient complètement dans l'erreur; car un châtreur, M. Aubry de Caen, qui leur succéda, et moi-même ensuite, qui fus placé à ce dépôt comme vétérinaire en second à la fin de 1832, je ne perdis pas un seul cheval dans les trois années pendant lesquelles on châtra encore les chevaux de remonte pour le compte du gouvernement.

Un autre vétérinaire, M. Chassaigne, dont la réputation était des mieux établies, châtra au dépôt de remonte de Caen, dont il était le vétérinaire en premier depuis 1831, tous les chevaux reçus dans cet établissement, sans en avoir perdu un seul jusqu'au printemps de 1835. Au mois d'avril de cette année, cinquante-six chevaux furent atteints du tétanos, et moururent tous dans l'espace d'une semaine. L'affection se montrait avec des symptômes tellement graves qu'en vingt-quatre à quarante-huit heures au plus, on voyait mourir les malades. Cette mortalité fit assez de sensation pour que M. le ministre de la guerre crût devoir ordonner une enquête, qui fut faite par le général Wolf et deux vétérinaires de Caen; ils durent rechercher la cause de cette maladie si subite, et ils crurent l'avoir trouvée certainement où elle n'était pas, et M. Chassaigne fut la victime.

Les vétérinaires chargés de l'enquête attribuèrent cette mortalité aux mauvais soins que recevaient les chevaux châtrés, à l'insalubrité des écuries, que sais-je encore? au corrosif placé sur les casseaux. Cependant, les chevaux étaient alors, comme auparavant, l'objet de soins attentifs et minutieux; les écuries n'étaient pas bonnes, il est vrai, mais elles étaient absolument les mêmes que celles qu'avaient toujours habitées les chevaux châtrés les années précédentes, où il n'en était pas mort un seul des suites de la castration. Certainement, ces messieurs se trompaient....

Depuis le mois de novembre 1836 jusqu'au mois de mars 1837 inclusivement, un vétérinaire de Caen châtra dans le pays plus de deux cents chevaux. Jusqu'à la fin de février il avait été très-heureux; mais pendant le mois de mars il mourut en quelques jours une quantité si considérable de chevaux que le pays s'en inquiéta et que les cultivateurs n'osèrent plus en faire châtrer d'autres.

Quelques jours après, dès les premiers jours d'avril, moi, qui venais d'arriver à Caen comme vétérinaire en premier du dépôt de remonte, j'eus l'occasion de châtrer quelques chevaux auxquels il n'arriva pas d'accidents, et ce succès relatif eut tant de retentissement dans la plaine de Caen, que je fis cette opération, depuis cette époque jusqu'à la fin de décembre, sur plus de six cents chevaux ; je n'en perdis pas un seul.

Cependant, le vétérinaire qui avait, en mars, éprouvé les pertes dont je viens de parler, et dont le nombre sans exagération dépassa plus de cent, avait l'habitude de la castration et il jouissait comme vétérinaire d'une grande réputation. On ne pouvait donc pas attribuer à sa manière d'opérer la mortalité qui s'était déclarée. Certainement, alors comme en 1831 et en 1832 et comme en 1835, une cause inconnue, insaisissable, *une influence atmosphérique* sans nul doute, avait dû se faire sentir sur les animaux nouvellement castrés, chez lesquels elle développait le tétanos.

Enfin, en décembre 1847, il survint de nouveau, toujours à la suite de la castration, un grand nombre de pertes en quelques jours, dont je ne pus encore trouver la cause ailleurs que dans quelque influence générale, occulte, impossible à déterminer.

Les castrations d'hiver ont commencé en 1847, le 4 novembre, et de tous les chevaux qui furent castrés dans la plaine de Caen, depuis ce jour jusqu'au 22 du même mois, et le nombre en fut considérable, il n'en mourut pas un seul ; pas un seul même ne fut malade, tandis que le tiers de ceux qui furent châtrés à partir du 23 novembre furent atteints du tétanos. Pour ma part, sur soixante-quatorze chevaux que je châtrai de ce jour au 8 décembre suivant, j'en eus trente-huit de malades, dont trente-deux moururent du tétanos. Je cessai, à partir de ce jour, de faire la castration.

Le tétanos, à cette époque, se déclarait toujours du septième au huitième jour après l'opération ; à peine quelques exceptions à cette règle se sont-elles présentées, et encore ce n'a été qu'au déclin de l'épizootie que ces exceptions se sont montrées. Les symptômes marchaient si rapidement qu'en deux ou trois heures, le trismus était complet, et les animaux mouraient toujours avant quarante-huit heures de maladie.

Avec une telle violence, tout traitement devenait impossible. Ce ne fut que pour les quelques exceptions dont je viens de parler, quand la maladie ne commençait que du vingt-cinquième au trentième jour après la castration, et quelquefois plus tard, que je tentai la guérison. Dans ce cas, les symptômes marchaient lentement ; on avait au moins le temps d'essayer un traitement, et quelques animaux furent sauvés.

En 1847, comme en 1835 et comme en 1838, l'influence atmosphérique délétère eut une bien courte durée, puisqu'elle avait cessé avant un mois au plus, du 23 novembre au 23 décembre suivant ; car, ayant alors recommencé les castrations, je n'ai plus perdu qu'un seul cheval durant toute l'année suivante.

Peut-on donc raisonnablement donner, comme vient de le faire M. Caillieux, vétérinaire à Caen, dans une petite brochure, pour cause à cette mortalité, l'intempérie de la saison, les mauvais soins que l'on donne aux chevaux opérés ? S'il en était ainsi, les chevaux châtrés du

4 au 22 novembre, pendant une saison pluvieuse et une température tiède, et qui n'avaient été certainement ni mieux ni plus mal soignés que ceux châtrés du 23 novembre au 8 décembre, qui comme les premiers furent châtrés aussi sous une température tiède et humide, auraient été, comme ces derniers, atteints du tétanos, et cependant, nous l'avons déjà dit, pas un seul ne fut même malade.

Et pourquoi, ensuite, ceux châtrés depuis le 24 décembre 1847 et pendant la première partie de l'année 1848, d'abord sous une même température, et plus tard sous un froid de quatre à cinq degrés au-dessous de zéro, et qui ont été traités de la même manière, sous tous les rapports que ceux qui étaient morts quelques jours auparavant, n'ont-ils pas été malades? Et pourquoi, enfin, neuf années consécutives, de 1838 à 1847, d'un succès complet? On ne saurait certainement pas l'expliquer par le manque de soins ou les intempéries de la saison, causes banales qui ne peuvent pas résister aux faits qui les contredisent d'une manière péremptoire.

A ceux qui ne voudraient pas croire à la cause que je signale, *à une influence atmosphérique délétère très-éphémère*, je demanderai comment ils expliqueront les avortements épizootiques, qui se développent parfois dans certaines contrées sur un nombre considérable de juments à la fois. Ces avortements, qui ont atteint, il y a trois ans (1845), les deux tiers au moins des juments de la Bretagne et de la Normandie, pouvaient-ils avoir pour cause, le manque des soins et les intempéries de l'atmosphère? Non certainement, car rien n'avait été changé dans les soins, et les intempéries de la saison étaient les mêmes que les années précédentes et suivantes.

Comme je l'ai déjà fait observer, il existe un préjugé

très-répandu parmi les cultivateurs et même parmi quelques vétérinaires, qui prétendent que les jeunes chevaux sont moins exposés à mourir des suites de la castration que les chevaux adultes. Quoique dans le tableau qu'on a vu précédemment, il y ait la preuve du contraire, je ne saurais trop le répéter; aussi vais-je citer une observation toute récente, qui confirme de plus en plus ce que j'ai émis à ce sujet.

Sur les soixante-quatorze chevaux que je châtrai depuis le 23 novembre jusqu'au 8 décembre 1847, il se trouvait dix poulains âgés de dix-huit mois. Tous les dix sont morts du tétanos, tandis que je n'ai perdu qu'un peu moins de la moitié de ceux âgés de trois ans et demi, et qu'il ne m'est pas mort un seul cheval de quatre ans et au-dessus, quoique parmi le nombre il s'en trouvât plusieurs de cet âge.

Que mes collègues se donnent seulement la peine d'inscrire avec soin l'âge des chevaux qu'ils châtreront, et, avant cinq à six ans, ils seront convaincus de la vérité que j'avance.

Pourquoi, à l'exception de 1838, toutes les mortalités *épizootiques* survenues à la suite de l'opération de la castration ont-elles été une affection nerveuse, le tétanos? et pourquoi cette année-là, cette épizootie s'est-elle montrée exclusivement sous forme d'inflammation d'une séreuse, la péritonite? Il serait, je crois, fort difficile d'expliquer ce fait. Je me contente de le signaler; car pour aller plus loin, il me faudrait entrer dans des conjectures, dans des assertions hypothétiques qui s'écarteraient de l'esprit essentiellement pratique de ce travail.

FIN.

TABLE DES MATIÈRES.

DEUXIÈME PARTIE.

CHAPITRE V.

CHAPITRE VI.

CHAPITRE VII.

FIN DE LA TABLE.